Datum:

Datum:

Datum:

Datum:

Datum:

Datum:

Datum: _________________

Datum: _______________

Datum: ___________________

Datum:

Datum:

Datum:

Datum:

Datum:

Datum:

Datum: ___________________

Datum:

Datum: ____________

Datum:

Datum: _______________

Datum: _______________________

Datum:

Datum:

Datum: ___________________

Datum:

Datum:

Datum:

Datum:

Datum:

Datum:

Datum: _______________

Datum:

Datum:

Datum:

Datum:

Datum: _______________

Datum:

Datum: _______________

Datum:

Datum:

Datum:

Datum:

Datum:

Datum: _______________

Datum:

Datum:

Datum:

Datum:

Datum:

Datum:

Datum:

Datum:

Datum:

Datum:

Datum:

Datum: _______________

Datum:

Datum:

Datum:

Datum:

Datum:

Datum:

Datum:

Datum:

Datum:

Datum:

Datum:

Datum:

Datum:

Datum: _______________

Datum:

Datum:

Datum: _______________

Datum:

Datum:

Datum:

Datum:

Datum:

Datum:

Datum:

Datum:

Datum: ______________

Datum:

Datum:

Datum:

Datum:

Datum:

Datum:

Datum: ______________________

Datum:

Datum:

Datum:

Datum:

Datum:

Datum: _______________

Datum:

Datum:

Datum:

Datum:

Datum:

Datum:

Datum:

Datum:

Datum:

Datum:

Datum:

Datum: _______________

Datum:

Datum:

Datum:

Datum:

Datum:

Datum:

Datum:

Datum:

Datum:

Datum:

Datum: